"Malaika katika Valley"

By Patti SassyAngel Chiappa

Kitabu hiki ni kujitolea na malaika wote ambao wana moyo kamili ya imani hata kama kuna kwenda katika bonde yao wenyewe. Kwa watoa huduma ya ajabu ambao kuhimiza , upendo na kutoa. Kwa ajili ya rafiki yangu mpendwa na wapendwa ambao wamepoteza vita yao na kansa. Shangazi yangu kubwa Viola, mjomba Walter, mjomba Willie, mjomba Al, mjomba Joe , Diana, Kyle, Sherry, babu Fred na baba zangu wapenzi Bernie, shangazi Dot, bibi kubwa , shangazi Roberta, wewe ni malaika yangu aliye mbinguni. Kwa shangazi Dot na Jane ambao bado wanapigana huko vita jasiri. Ujasiri wako , nguvu, na mwanga kitabaki kuwa ni sehemu ya maisha yangu . Asante kwa kuwa msukumo kweli. Kwa wapendwa wangu ambaye moyo yangu kuhusu wazo kwa ajili ya kitabu hiki. Asante kwa msaada wako , uvumilivu, na masikio kusikiliza . Kitabu hiki ni kwa ajili yenu nyote . Inaweza maandiko haya, mashairi, na sala , kuleta amani na faraja. Sehemu ya faida ya kitabu hiki itakuwa walichangia kwa Dana Farber Fund.

sura ya Kwanza

"Lakini maiti wako , wataishi . Miili yao kuongezeka. Wewe ukaaye katika vumbi kuamka na kupiga kelele kwa furaha . Umande wako ni kama umande wa asubuhi . Dunia kuzaa amekwisha kufa . " Isaya 26:19

Mara ya kwanza mimi kusikia kansa neno mimi alikuwa na umri wa miaka minne. Sikujua maana ya neno hilo lakini nilijua kuna mengi ya maumivu yanayohusiana na hayo. Ilikuwa ni siku ya kuzaliwa yangu ya nne. Familia yangu walikuwa wamekusanyika karibu siku ya kuzaliwa yangu keki. Nakumbuka kama mimi akapiga nje mishumaa shangazi kubwa yangu kwa upole macho yake ya buluu na tabasamu laini akaanza kulia. "Nina kansa ya matiti. " Alisema .

Nakumbuka vizuri kuangalia kote chumba katika nyuso familia yangu mwanachama waliokuwa haki kamili ya furaha sasa kuangalia waliopotea, hasira, na kamili ya kutoamini.

Nakumbuka kugeuka kwa shangazi yangu kubwa . Mwanamke kwamba ilikuwa kiroho, kwa hiyo nzuri, hivyo mpole, kwamba mimi kwa kweli walidhani yeye alikuwa malaika na kusema " kansa ni nini? " Shangazi yangu kubwa mwanamke ambaye alinifundisha kuhusu maombi , imani, na msamaha, akanishika kwa mkono wangu kidogo na tearfully akasema, " Saratani ni njia ya Mungu huleta sisi karibu naye . Ni njia ambayo Mungu inatufundisha kutegemea imani yetu. Ni njia kwamba Mungu hutuonyesha jinsi nguvu sisi kweli ni. Kansa, mpenzi ni ugonjwa kwamba inafanya wagonjwa lakini pia inawafanya Cherish kila dakika, kila jua, kila sunset , kila wimbo wao kusikia, kila tabasamu kuona, kila kumkumbatia wao kutoa na kupokea , kila ishara ya upendo , kila siku. "

Mimi inaonekana katika shangazi yangu na aliuliza, " Je, wewe kwenda kufa? " Shangazi yangu alijibu," mimi kuacha dunia hii lakini wakati mimi kufanya, sitaki wewe kuwa na huzuni kwa sababu wakati mimi kuondoka duniani mimi itakuwa kuanzia maisha yangu mpya pamoja na Yesu mbinguni. "

"Wakati Yesu aliingia watawala nyumba na alipowaona wapiga filimbi na umati wa watu kelele akasema, " Nenda msichana ni hajafa, amelala tu , lakini wao wakamcheka. Baada ya umati wa watu ametiwa nje alikwenda katika na akamshika mkono yule binti na yeye got up. "Mathayo 9: 23-9 : 25

Baada ya kuzaliwa yangu ya nne shangazi yangu kubwa kuishia katika hospitali . Alianza kupokea chemo matibabu. Alipoteza uzito , nywele zake, na nishati yake , lakini si roho yake nzuri. Nakumbuka vizuri jinsi wakati wowote nikaona yake angeweza kufanya mimi kucheka . Mwili wake alikuwa iliyopita, lakini si yake tabasamu nzuri , utu wake upendo, na moyo wake mpole. Niliona jinsi familia yangu waliomshinda yule mnyama aitwaye kansa ya njia ya imani , maombi na umoja . Hata katika umri mdogo mimi alianza kuelewa kwamba kansa unaweza kamwe kuwaibia kumbukumbu, roho ya mtu , upendo wa familia na marafiki, lakini wengi wa imani yote ya mtu. Mimi kueleweka kwamba Yesu kusimama kwa mtu kwa njia nzuri na mbaya, mvua au jua, hofu au imani.

Somo muhimu zaidi mimi kujifunza kutoka kwa shangazi yangu ni Mungu sawa juu ya mlima Mungu sawa katika bonde. Nikaona Mungu kupitia macho ya shangazi. Nikaona wakati wake wengi kukata tamaa ya haja ya kuwa wakati yeye alikuwa kufikia nje kwa Mungu , kwamba alikuwa kufikia haki ya nyuma . " Mungu kamwe kuondoka .", Alisema kwangu mara ya mwisho nimeziona yake. "Hakuna jambo nini kinatokea Mungu kamwe kuondoka . '

Usiku kabla ya shangazi yangu alifariki dunia Mimi nilikuwa na ndoto nzuri. Mimi nilikuwa zilianza na amani na faraja wakati nikaona shangazi yangu nzuri na afya na furaha kutembea mkono na mkono na Yesu. Shangazi yangu alikuwa amevaa kwa muda mrefu, inapita, mavazi meupe. Nywele yake ilikuwa full na nene na katika curls kidogo. Shangazi yangu alitabasamu kwa mimi kusema, " Kwa kupigwa kwake mimi kuponywa. Yeye kisha mwingi nami juu ya kichwa.

Mimi nikasema, " Bye shangazi ." Usiku ijayo bibi yangu na godfather yangu kuangalia shangazi yangu kubwa kuchukua pumzi yake ya mwisho.

Siku sisi kuzikwa shangazi yangu kubwa ilikuwa nzuri spring siku. New buds kuchanua juu ya miti, manukato kutoka lilacs na roses vikiandika hewa, na mkali jua njano moto nyuso zetu. Mimi nilikuwa saba. Kwa miaka mitatu familia yangu alikuwa Suala Bonded hata nguvu na kansa. Tulikuwa kujifunza kwa kufanya kila siku kuhesabu, jinsi ya sadaka, lakini muhimu zaidi jinsi ilivyo muhimu kuomba kama familia.

Ilikuwa ni Aprili 23, 1981 na sisi alisema goodbyes yetu ya mwisho kwa mwanamke ambaye aliongoza sisi kwa maisha ya kila siku kwa ukamilifu wake. Ilikuwa ni vita shangazi yangu na kansa ya kwamba alinifundisha maana ya andiko hili. Luka 12 : 8 " . Nawaambia ambao milele inatambua mimi kabla ya mtu mwanadamu pia nitamkiri mbele ya malaika wa Mungu " Aprili 23, 1981, sikuweza kulia kwa shangazi yangu kwa nilijua kuwa yeye alikuwa kushoto dunia hii lakini alikuwa na kuanza maisha yake mapya pamoja na Yesu. Shangazi yangu Viola hawajawahi kupewa juu ya maombi, kamwe kuwa uchungu, au mwenye hasira, au kulaumiwa Mungu kwa ugonjwa wake. Yeye kweli alimshukuru Mungu kwa ajili ya kuruhusu yake ya kujifunza kwamba kansa ya kufundisha yake jinsi ya kuwa na nguvu, na kufurahia kila wakati wa maisha na wapendwa wako.

sura ya Pili

"Chochote kinachotokea kukaa imara katika uamuzi tu kushikamana na Mungu ' St Francis De Sales. .

Babu yangu Frederick alikuwa shujaa wangu. Kama kijana alifanya kazi kuuza pretzels katika Madison Square Garden kwa senti tu kwa siku. Alikuwa wakali Ujerumani na kupambana na roho. Alikuwa huduma anayetoa , muuguzi wa kiume wakati wa Vita Kuu ya Pili . Mume ambayo kutoa chochote kwa mke wake. Baba ambaye alikuwa kujitoa. Babu kamili ya ushauri ya ajabu, rafiki kwa watu wote. Yeye pia alikuwa mtu wa pili karibu na mimi kwamba alishambuliwa na kansa.

Babu yangu Fred kukutwa na kansa ya tumbo katika miaka ya 1980. Wakati yeye kukutwa sisi tu bila kukubali. Babu yangu alikuwa baba wa familia zetu. Alikuwa na nguvu , shujaa mtu aliyekuwa kubwa kuliko maisha kwa kicheko wake hearty, na uchimbaji wa sauti. Alikuwa shujaa.

Ilikuwa ni kwa sababu babu yangu , ilikuwa ni imara manly mtu kwamba familia zetu tu hawakuweza kukubali kwamba kansa alidai seli yake. Sisi pamoja kama familia alitangaza vita dhidi ya kansa ya babu yangu.

Sisi iliyopita babu yangu mlo , alijaribu madawa yote mbadala, kuomba, na kansa ya babu yangu juu ya Mungu . Sisi tu bila basi kansa wanadai yeye . Babu mara tu kama nia ya kukaa na sisi kama sisi walikuwa na nia ya ya kushika kwake hapa . Alikuwa pia ukaidi basi kansa kumpeleka mbali na familia yake. Babu alitumia siku zake mafichoni maumivu yake kutoka kwetu , hivyo sisi bila hofu.

Sisi alitumia siku zetu kutoa babu sababu ya kukaa hapa .

" Nguvu amezaliwa katika ukimya wa kina wa mateso ya muda mrefu mioyo ya watu, si kukiwa na furaha . ' Felicia Hemans .

Ni mara tu kabla ya shukrani wakati babu yangu alikuwa sehemu ya koloni yake kuondolewa. Madaktari walikuwa alionya sisi apate kuishi utendaji. Lakini sisi alicheka katika uso wa onyo yao . Hawakujua jinsi kubwa , Mungu wetu alikuwa au jinsi nguvu Babu yangu alikuwa . Siku alikuja kwa ajili ya upasuaji babu yangu. Familia nzima na mchungaji wetu wamekusanyika katika hospitali . Sisi alitumia masaa saba kuomba wakati babu yangu alikwenda chini ya kisu.

Karibu saa nane kupita wakati uchovu na kuzimia upasuaji kutembea nje ya au na machozi katika macho yake akisema, "Yeye alifanya hivyo, yeye alifanya hivyo. ", Kwa sauti ya furaha.

Wakati tuliona babu yangu katika chumba ahueni katika farasi na groggy sauti , akasema, " mimi nina njaa ".

Sisi alijua wakati huo babu alikuwa anaenda kuwa ok.

Familia yetu sherehe shukrani mwaka katika hospitali ya Long Island. Tulikula Shukrani chakula cha jioni mbali ya trays hospitali ya plastiki , lakini ilikuwa ni shukrani yetu bora milele. Babu yangu akarudi nyumbani siku tatu tu baada ya upasuaji mkubwa wa ajabu yote ya madaktari wake .

Ilikuwa ni daktari mmoja hasa kwamba alikuwa ameguswa sana na ushindi babu yangu. Myahudi , alikuwa alikataa kuwa Yesu alikuwepo katika maisha yake yote mpaka alikutana na babu yangu . Hivyo , wakiongozwa na miujiza alikuwa saw , daktari hii maswali babu yangu kuhusu imani yake flawless. Babu yangu alikuwa tu alimweleza kwamba ni mara rahisi kumjua Yesu kuwepo kwa sababu yeye kumwona kila mahali yeye anaonekana. Katika macho ya wapendwa wake , katika mvua , katika ua , katika mwezi mwanga. Babu yangu alikuwa pamoja na hii daktari maandiko yake favorite. "Wale ambao kujua jina lako watakutegemea kwa ajili yenu , Bwana, hajaachwa wale ambao wanataka yenu." Zaburi 9:10 .

Hivyo walishangaa kwa uponyaji babu yangu huyu kujitoa Wayahudi alitoa moyo wake Yesu mbele ya mtu ambaye Yesu alimponya kwamba alikuwa mkubwa na hatua ya tatu saratani ya matumbo . Baadaye mtu huyu kuletwa familia yake kwa Kristo pia . Babu yangu aliendelea kuwa na miaka mingi furaha na furaha kwa familia zetu. Grandma na babu got kusherehekea maadhimisho ya miaka 50 yao upya nadhiri zao katika nzuri , kimapenzi sherehe. Mimi kamwe kusahau hayo kwa muda mrefu kama mimi kuishi. Ilikuwa Februari 4, 1991 , ilikuwa ni snowy mchana. Familia yangu ya haraka akaenda 05:00 wingi na bibi na babu yangu. Katika kanisa babu yangu alikuwa walihudhuria kwa miaka 40. Babu yangu alikuwa usher huko na alipanga sherehe nzima bila ya sisi kujua. Yesu alivyokuwa amewaambia mama, baba , ndugu yangu, na mimi kwa kupata amevaa juu kwa sababu sisi walikuwa wanakwenda nje kwa chakula cha jioni katika mgahawa favorite yetu ya kirafiki baada ya kanisa .

Mimi na kaka yangu walikuwa na msisimko sana kwa sababu sisi kupendwa ice cream huko. Tulikutana babu yangu katika kanisa juu ya kuwa mchana snowy . Wakati wa habari Mimi niliona babu yangu ilikuwa kutabasamu kutoka sikio kwa sikio .

Baada ya Misa babu yangu alizaliwa katika mshangao juu ya kila mmoja wetu. Mtu ambaye alikuwa alinusurika kikatili saratani ya matumbo got chini ya goti moja na mapendekezo ya bibi tena.

Bibi yangu ambaye alikuwa Fireball kidogo akasimama karibu na miguu tano tu na uzito £ 100 tu . tearfully kukubalika, lakini kisha hit babu yangu playfully juu ya backside yake kwa si kumwambia nini alikuwa up pia .

I got kuwa grandmas yangu mjakazi wa heshima, na babu yangu alikuwa na kaka yangu kama mtu bora kama sisi tearfully , kwa furaha , alishuhudia jinsi ndoa Kristo unaozingatia inaweza kuvumilia zaidi majaribio ya kupima, kumtia mvua zaidi na barabara zaidi shaky.

Kusikia yangu bado hufurika na furaha kama mimi kukumbuka jinsi babu yangu aitwaye bibi yake Florence Nightingale kama akasoma harusi yake viapo tena . Jinsi baada ya sherehe nzuri alikuwa juu ya yeye kujigamba aliiambia kila mtu sasa katika kanisa jinsi Mungu kweli akamponya.

 Kwa miaka baada ya babu yangu alishinda vita yake na kansa , alipata kufurahia kujenga kumbukumbu ya ajabu , alipata kuona wajukuu zake kuhitimu elimu ya juu , ngoma polkas wengi na bibi na kucheza nyimbo nyingi juu ya chombo wake.

"Imani kamwe anajua ambapo inahitajika lakini anapenda na anajua moja ambaye ni kiongozi wa ." Oswald Chambers.

Mara ya pili babu yangu kukutwa na kansa hii figo wakati sisi kwa mara nyingine tena alitangaza vita .

Wakati huu Babu yangu alikuwa na umri mkubwa na tete kisha mwisho . Hakuna hata mmoja wetu hata hivyo aliamini kuwa Mungu tu kuamua kuwa ni wakati kwa babu kuja nyumbani.

 Afya ya babu yangu ulipungua kwa haraka sana. Ilikuwa ni suala la wiki kabla ya kitanda ridden na bibi yangu akawa full huduma wakati taker . Sisi sote kushughulikiwa na vita ya pili ya babu yangu na kansa ya katika kwa njia yetu binafsi. Bibi yangu alikuwa tu katika kukataa , na kwa dhati kuamini kwamba babu bila kupata bora. Baba yangu, tu mtoto babu yangu alichukua jukumu la babu yangu kama familia dume kwa umakini sana na kuweka juu ya uso jasiri.

Baadhi yetu waliona kusalitiwa na Mungu na akawa na hasira na ngumu .

Mimi binafsi alijaribu kujadiliana na Mungu. Kila usiku nilikuwa kuomba " Tafadhali Mungu kama wewe kufanya babu yangu bora Mimi kwenda kanisani kila Jumapili , nitakupa malipo yangu yote kwa kanisa , au chochote unataka. " Mimi kwa kweli walidhani mimi naweza rushwa Mungu katika uponyaji babu yangu. Nilidhani kwamba matendo aina inaweza kuokoa babu yangu. Nini mimi si kutambua ni kwamba Mungu alikuwa kweli kuokoa babu yangu kutokana na maumivu ya mateso na kansa ya tena.

Ugonjwa babu yangu alikuwa mrefu sana na ngumu moja . Alikuwa ndani na nje ya hospitali , ndani na nje ya hospice , hatimaye juu ya msaada wa maisha . Sisi watched hii kubwa kuliko maisha ya mtu kupoteza uhuru wake , utu, na uhuru .

Ya kutoa huduma tulijifunza kwamba hatua ana kuja kuwa una basi go ya wapendwa wako ili waweze kuwa na amani . Unaweza kujifunza kukubali mapenzi ya Mungu. Unaweza kujifunza kwamba kuwa na hasira au uchungu au kujadiliana na mungu au machozi si tu kufanya kazi .

Babu yangu katika siku zake za mwisho alitufundisha kwamba zawadi ya mwisho ya upendo unaweza kutoa mtu na kansa ya ni zawadi ya kukubalika. Kukubali kwamba hakuna mtu anaishi milele , kukubali kwamba kansa hawawezi kuwaibia yenu ya upendo na kwa mtu huyo, kukubali kwamba kufa ni aina tu nyingine ya maisha, na kukubali kwamba mpendwa wako itakuwa sawa kama ni sawa na uchunguzi wao.

Wakati babu yangu alikuwa anakufa tulikuwa kuangalia picha ya familia ya wakati sisi alitumia pamoja . Kama sisi inaonekana katika picha hizo sikuweza kutambua mpaka baada ya yeye ameondoka kwamba kila wakati Nakumbuka yake Mimi kuadhimisha maisha yake. Mimi kuruhusu mwanga wa roho yake uangaze ulimwenguni.

sura ya 3

Kama mlezi mimi binafsi kujifunza kwamba amani huja kwa wapendwa wako na wewe wakati kujifunza kukubali kile ambacho ni lazima . Wakati kupoteza muda wako kuwa uchungu au hasira, au kujadiliana na mungu , au kupigana juu ya madaktari utambuzi , wewe ni kuchukua mbali wakati thamani na mpendwa wako.

"Maombi A Mlezi "

"Bwana mimi kuomba malaika yako nipe nguvu ninapokuwa dhaifu . Rafiki kunishika wakati mimi kuhisi peke yake. Amani kukubali moyo wakati wewe piga yangu mpendwa nyumbani moja . Hebu kupendwa yangu ndio urithi kuangaza macho yangu , basi mioyo yao mwema na mpole kuishi katika maneno na matendo yangu. Amina. "

"Ni wakati Mungu inaonekana kuwa kutelekezwa kwamba sisi lazima kuachana na wenyewe zaidi kabisa kwake. ' F.Fenelon

Wakati babu yangu alifariki dunia ilikuwa karibu kama bibi yangu alifanya pia . Babu yangu kupita Julai 5, 1995. Yeye hatimaye aliachiliwa huru wakati bibi yangu saini ili DNR baada ya wiki ya kuomba kwa ajili ya Mungu kuongoza familia zetu. Siku babu yangu alikufa ilikuwa ni siku ya kikatili moto na huzuni majira ya . Suala au labda kwa rehema tulipata hospitali ya kuona babu yangu marehemu siku hiyo. Kwa muda wa wiki tulikuwa kwenda hospitali wakati kuweka kutembelea babu .

 Ilikuwa siku kwamba mama yangu mlezi mwenyewe kwa ajili ya mgonjwa wa akili alikuwa na kazi ya ziada katika kazi yake .

Tulikuwa kusubiri kwa mama yangu kupata nje ya kazi ili tuweze kuendesha gari kwa hospitali pamoja .

Tulipofika ghorofa ya nne ya hospitali mlango kwa babu yangu chumba kukazwa kufunga.

Muuguzi vijana ufanyike sisi kwa uso makini sana akisema, "Mimi nasikitika Fred kupita saa iliyopita. " Grandma akaanguka mbali. Kuwa na hali ya moyo sisi waliogopa yeye alikuwa anaenda kuanguka. Baada ya kutuliza yake chini sisi kuitwa wengine wa familia yetu ya kuja kusema kwaheri kwa babu . Tukakaa kwa ajili yao kuwasili na kisha akaingia katika chumba babu pamoja.

Kwa mshangao wetu babu inaonekana kabisa na kabisa katika amani.

Kama sisi walikuwa mipango ya mababu zetu mazishi mama yangu , bibi, na I got moja zaidi zawadi ya mwisho ya upendo kutoka kwa Mungu na babu yangu. Sisi walikuwa wamekwenda duka la maua kununua maua kwa ajili ya mazishi.

Bibi yangu mpendwa maua. Yadi ya nyuma yake inaonekana kama bustani za mimea. Babu yangu favorite rangi walikuwa njano na nyekundu . Baada ya sisi ilichukua nje maua kwa ajili ya mazishi na kulipwa kwa ajili yao tulikuwa kutembea nje ya duka la maua wakati mmiliki kuitwa sisi nyuma. Yeye mitupu bibi yangu rose ya njano, na mama yangu na mimi nyekundu ndio. Hakujua hao walikuwa babu yangu favorite rangi!

Bibi yangu katika maumivu yake kirefu sana hawakuona na yale tuliona katika zawadi ya maua mpaka baada ya wiki . Babu yangu alikuwa mazishi kamili ya kijeshi Julai 7, 1995 na alizikwa katika makaburi ya Calverton ya taifa ya Long Island, New York.

Baada ya sisi kuzikwa babu , bibi waliona peke yake katika chumba inaishi. Yeye hakuweza kuacha kilio , kila mahali yeye anaonekana kumbukumbu ya babu yangu haunted nafsi yake. Grandma akawa huzuni sana .

Tulikuwa na wasiwasi sana juu yake. Baada ya miezi michache bibi hakuwa kupata bora. Haikuwa mpaka siku moja bibi akisoma Biblia yake na maandiko akageuka machozi yake ya kuomboleza katika uponyaji mvua . Maandiko mara john 14:01 "Je, si moyo wako kuwa na wasiwasi , uaminifu katika Mungu , niaminini na mimi pia ."

Trust , lazima tumwamini katika machozi yetu . Kama walezi machozi yetu ni si ishara ya udhaifu au muhimu kuomboleza. Machozi yetu inaweza kuwa machozi ya kukubalika, ya uponyaji, wa amani. Ni kikamilifu kukubaliwa na kulia. Ni zawadi kwa basi wapendwa wetu kulia. Kama walezi ni muhimu kuwa na plagi kwa hisia zetu au hofu yetu. Kutafuta wengine wa kuzungumza naye kama wewe ni hisia juu ya whelmed , unahitaji ushauri au tu bega kwa kuegemea. Kama vile tunataka kuwa superman sisi si. Sisi ni binadamu tu .

Ni lazima tukumbuke pia kama walezi kwamba ni lazima basi wapendwa wetu kueleza hisia zao. Hata ingawa inaweza kuwa vigumu kwa sisi kusikia. Hebu wapendwa wako kuzungumza juu ya hofu yao , kuna anataka, maisha yao. Ni afya kwa kuwa kilio nzuri pamoja.

sura ya 4

"Mara baada ya alichagua matumaini kitu chochote iwezekanavyo. "Christopher Reeve .

Matumaini ni mgonjwa wa kansa ya siri silaha dhidi ya gloomy lonely siku. Kama mjomba wangu kubwa Willie kuweka hospitalini akiugulia wa saratani ya mapafu matumaini kuwa rafiki yake bora . Kama babu yangu, mjomba wangu alikuwa mtu mwenye nguvu na kiburi. Mfanyakazi ngumu ambao zinazotolewa kwa ajili ya familia yake. Mjomba Willie mara butcher wa zamani , wakati mmoja katika siku yake mdogo aliendesha timu ya farasi. Alikuwa na ugonjwa wa saratani alipokuwa na umri wa miaka 85 . Kama babu yangu mjomba wangu alikuwa kupambana na kupoteza vita na kansa.

Kama mwili wake dhaifu akili yake hakufanya hivyo. Mjomba Willie yaliyoandaliwa mpango wa kutoa kwa familia yake kabla ya yeye kupita, kuondoka na matumaini baada ya yeye ameondoka. Kama sisi alitembelea na kufa mjomba wangu siku baada ya siku aliwakumbusha sisi jinsi ya pekee tulikuwa yeye na mungu.

Yeye pamoja na sisi historia ya familia kuwa na kupita chini kwa kizazi kipya. Kama walezi ni muhimu kuwa na viongozi wa familia zetu mizizi, historia ya familia na hadithi. Ni muhimu wapendwa wetu kujua kwamba historia ya familia itakuwa kuishi. Kama walezi tunaweza kuhifadhi historia ya familia yetu kwa kufanya up scrapbooks, kurekodi wapendwa wetu, kuandika wapendwa wetu mawazo juu ya karatasi , au kufanya Albamu picha. Inasaidia wapendwa wetu kujua kwamba matumaini itakuwa kupita chini. Mjomba Willie alikuwa na vita short sana na kansa, lakini somo sisi kujifunza kutoka kwa vita yake ni kwamba kila mtu anahitaji matumaini.

Historia ya familia zetu zina hadithi ya matumaini. Matumaini ya kuona ndoto zetu kufanikiwa, matumaini ya kupata kwamba mtu maalum , matumaini kwamba watoto wetu kukua furaha na afya.

"You got kuishi maisha si kufikiri juu yake. Hatua katika weusi wa mambo. Jaribu na kushindwa na kusimama na upendo na kujifunza na kusamehe, na kusahau, na kuwa na ujasiri, na si kuishi katika hofu . " Hili ni somo mimi kujifunza kutoka kwa bubbly na mwaminifu rafiki yangu Diana wakati yeye alikuwa anaenda vita yake na kansa ya ini .

Diana na nilikutana na wakati wa kufanya kazi pamoja katika collage café . Diana alikuwa upendo roho hii ya ajabu ambaye alikuwa moyo vijana, alitoa ushauri bora, na alifanya hii kufa kwa ajili ya saladi kuku . Diana alikuwa mkuu kupika café . Wakati Diana aliniambia yeye alikuwa hatua ya tatu kansa ya ini Nilikuwa katika hasara kwa maneno. Sikujua la kusema , au jinsi ya kutenda karibu Diana. Mimi mara akaanguka katika nafasi ya mlezi.

Diana alikuwa mwanamke huru. Alikuwa Walker aliyetembea umbali wa kilomita tano siku , alikuwa na umri mkubwa kuliko mimi, lakini mimi kamwe alijua umri wake. Wakati Diana kuugua nikaanza mama na smother yake. Mimi alianza umati wa watu wake. Mwanamke huyu wa kujitegemea ambaye daima alichukua huduma ya yeye mwenyewe alianza atapewa jinsi mimi alikuwa kutibu yake. Yeye hakutaka kuwa babied .

Siku moja wakati mimi nilikuwa kutembelea Diana katika nyumba yake , mimi mara moja alianza kumtunza . Mimi ilikuwa kuokota rundo la kufulia yake chafu kwa wash.Diana kumkasirikia mimi kusema , "Mbona kutibu mimi kama hii ?" Maneno yake kusimamishwa mimi katika nyimbo zangu . Kugeuka kwa Diana mimi akajibu kwa uaminifu, "Kwa sababu wewe ni mgonjwa. "

Upendo Diana ameketi yangu chini. " Patti , wakati mwingine jambo bora unaweza kufanya kwa ajili ya mtu na kansa ya ni kitu wakati wote. Wakati mwingine tu kuwa nao ni kitu tu unaweza kufanya. "Alisema .

Wakati huo huo maneno Diana amepata fuvu wangu nene. Watu wenye kansa bado wanataka uhuru wao. Hawataki uchaguzi wao ataondolewa kati yao kwa sababu tu kuna wagonjwa. Wakati mwingine kama walezi sisi huwa na kufikiri kwamba tunapaswa kufanya kila liwezekanalo kwa mgonjwa wa kansa , lakini kwamba tu si kweli.

Watu wenye kansa wanataka kushika uhuru wao , kuna uhuru , kuna uchaguzi kwa muda mrefu kama wanaweza.

Kama walezi sisi lazima kuheshimu haki yao ya kuchagua . Kuchagua maamuzi yao wenyewe juu ya huduma za afya, matakwa ya mwisho, na mambo mengine muhimu . Kama walezi tuna wakati mwingine kujifunza nyuma mbali na kutoa wapendwa wetu nafasi. Wakati mwingine kitu bora tunaweza kufanya ni kitu kweli wakati wote.

Diana maarufu duniani saladi kuku mapishi.

2 orodha ya boneless kuku matiti

1 kubwa vitunguu kung'olewa chunky

4 mabua ya celery laini kung'olewa

2 nyanya kubwa vipande

4 chai ya asali

Vijiko 3 ya Italia vingine

1 bizari kachumbari kung'olewa

5 chai ya mayonnaise.

Kupikwa kuku matiti katika sufuria ya maji moto kwa saa moja na nusu .

Hebu baridi kuku kwa dakika 20.

Kete kuku .

Katika bakuli kubwa kuchanganya kuongeza asali , mayonnaise , vitunguu, kachumbari, Italia vingine, celery na nyanya .

Kuongeza kuku .

Changanya vijiko mbili zaidi ya mayonnaise.

Basi ni baridi saa moja kabla ya kuwahudumia.

Inaweza kuwa aliwahi juu ya mkate Rye au crackers ngano nzima.

sura ya 5

" Yeye aliniweka katika ngome kidogo mbali na bustani ya haki lakini mimi lazima kuimba nyimbo sweetest kwa sababu yeye alinipa huko. Si kuwapiga mbawa yangu dhidi ya ngome ni ni watunga wangu lakini kuongeza sauti yangu kwa mlango mbinguni na kuimba kwa sauti bado . " Kyle Sweet .

Hii ilikuwa ni shairi inspirational rafiki yangu mpendwa Kyle akasoma tena na tena kwa kumsaidia kupata kupitia maumivu ya kuishi na kansa ya ovari. Kyle na mimi sijawahi kukutana katika mtu . Alikuwa mke wa Mkristo mwamba muimbaji wa bendi mimi admired kupanda juu. Kyle mara kalamu yangu pal . Kyle alikuwa dada kubwa mimi kamwe alikuwa. Urafiki wetu kuchanua na kuwa na marafiki ambao walifahamiana kwa dada wa kiroho .

Kyle Rae mara ya kiroho sana , kutoa, aina , na upendo. Nilipokuwa kwenda mara kwa mara kwa toughest katika maisha yangu Kyle na mume wake Michael alikuwa huko kwa ajili yangu. Wao kufikiwa nje ya mimi na kweli ni mfano wa upendo wa Kristo juu ya dunia.

Ingawa nilikuwa na si mlezi moja kwa moja na Kyle mimi kujifunza mambo mengi kutoka vita yake na kansa. Tofauti na watu wengine mimi tunajua na kumjali kwa na kansa ya Kyle vita mara moja sana ya umma .

Kyle alikuwa na kupambana na kansa ya kila siku na kamera na waandishi wa habari jirani yake. Kuwa maarufu msanii babies na mke wa mwimbaji kiongozi wa bendi ya mwamba Kyle inaweza kuwa anagaagaa katika kujihurumia au kutumika vita yake kufanya watu kujisikia pole kwa familia yake, lakini

Kyle hakufanya hivyo. Kyle rafiki yangu mpendwa kutumika vita yake kuwasaidia wengine kupambana na kansa.

Kyle aliyesema waziwazi kuhusu mapambano yake. Yeye pamoja wote yeye alikuwa anapita katika . Kupitia mauzo ya CD mumewe iitwayo " kuguswa . " She kukulia fedha kwa ajili ya utafiti wa kansa na fedha kwa ajili ya Dana Taasisi ya Saratani Faber katika Massachusetts.

Kyle akawa msukumo si tu kwa rafiki yake, lakini watu duniani kote.

Kyle kutumika muziki , mashairi nzuri, na maandiko kugusa maisha ya watu na kuponya waliovunjika moyo .

Kyles roho , joto yake , ukarimu yake itakuwa kuishi kwa miaka mingi ijayo . Kwa sababu mimi si wanaoishi katika hali kama hiyo Kyle sikuwa na uwezo wa kuwa mlezi moja kwa moja ya mahitaji yake ya kimwili lakini mimi nilikuwa mlezi kwa wakati mmoja. Jinsi ya kuuliza?

Hatuna kuwa na mtu kimwili kuwa mlezi. Tunaweza kuwa na mlezi ajili ya mahitaji yao kihisia, kiroho, au wa kifedha.

Kwa Kyle nikawa anayetoa maombi. Mimi kuomba kwa Kyle wakati fulani kila siku moja. Wakati mwingine zawadi nguvu zaidi tunaweza kutoa mtu ni tu kuomba kwa ajili yao.

Tu kusikiliza ni zawadi wote kwa wenyewe . Kama una rafiki au mpendwa ambaye ni kwenda kwa njia ya vita hii na huwezi kuwa pamoja nao kimwili kuna kura ya njia unaweza kusaidia. Njia nyingine mimi mkono rafiki yangu Kyle mimi alifanya hatua kwa kutuma yake kadi e mail , au barua kila wiki .

Kwa mtu inapambana na ugonjwa huu wakati mwingine inachukua wote ni kupata barua au kadi ya kufanya huko d AY mkali kidogo. Unaweza pia kuwasaidia kifedha. Mimi si kupendekeza kulipa bili za matibabu lakini kuna vitu vidogo vidogo ambavyo kuongeza hadi mengi wakati familia ni kutumia huduma ya mtu na kansa.

Chini ni baadhi ya mapendekezo juu ya jinsi ya kusaidia .

1. Kutuma familia zawadi ya kadi kwa ndani kuhifadhi chakula hivyo familia na mgonjwa anaweza kushiriki chakula maalum pamoja .

2. Kama mgonjwa ni kwenda kwa chemo kutibu mgonjwa kwa bathrobe mpya na slippers. Hii itafanya mgonjwa kujisikia kama milioni bucks.

3. Mengi ya watu hawajui kwamba wakati mtu ni kwenda kwa matibabu hawawezi kuvaa manukato , au kuwa karibu na mengi ya harufu mbalimbali . Maua ni nzuri lakini wakati mwingine inafanya wagonjwa mgonjwa . Hivyo badala ya kununua maua lakini mgonjwa cd player na moja ya CD yao favorite. Hii itasaidia kupunguza nafsi zao kama wao ni kwenda kwa matibabu.

4. Kama mgonjwa ni mzazi kupeleka watoto zawadi ya kadi ya sinema na kisha kupanga kwa ajili ya babysitter wajibu wa kuchukua watoto sinema hivyo mgonjwa na huko mpenzi wanaweza kushiriki baadhi ya wakati quality pamoja .

5. Kutoa kulipa kwa ajili ya huduma mtumishi kwa wiki ili mlezi itakuwa na moja chini ya kitu na wasiwasi juu.

6. Kama kushiriki katika kundi la kanisa kuandaa baadhi ya watu kufanya baadhi ya kazi yadi au kupika baadhi ya milo .

7, kutoa kulipa kwa thamani ya wiki ' ya gesi kwa ajili ya familia au mgonjwa kupata nyuma na nje ya daktari au hospitali.

8. Kulipa kwa ajili ya maegesho karakana au Ushuru .

9. Kutoa kulipa kwa ajili ya dawa au usambazaji wa moja ya matibabu.

10. Kutoa kukaa na mgonjwa kwa saa moja au mbili ili mlezi unaweza kuwa na baadhi wakati decompress .

Hizi ni hatua kidogo unaweza kuchukua ili kusaidia mpendwa.

Zifuatazo ni orodha ya maeneo unaweza kuchangia upendo zawadi na misaada katika mapambano dhidi ya saratani .

1. Dana Taasisi ya Saratani ya Faber 10 kijito line Nafasi ya magharibi 6 sakafu kijito line, Massachusetts 02,445 Attn . washirika katika ujasiri.

2 . Saratani ya matiti utafiti 60 mashariki 56 th Street 8 sakafu New York, New York 10022

3. Utafiti wa watoto kansa 9272 Jerome rd. Suite - 107a Irvine, Ndama 92,618

4. Kansa Mfuko wa Kaskazini [813] 490 -4700

sura ya 6

" Basi Mungu wa tumaini kujaza kwa furaha na amani katika kuamini kwamba wewe kuwa na tumaini tele kwa nguvu ya Roho Mtakatifu. " Warumi 15:13

Wakati mimi alikutana na mume wangu Anthony sisi kufanya kazi kwa pamoja katika kiwanda. Wiki tu baada ya mkutano mfanyakazi mwenzangu mpya Anthony aliondoka kiwanda kufanya kazi katika kazi nyingine. Sikuona Anthony tena kwa miaka 10 tulipokutana kwa mara nyingine tena juu ya tarehe kipofu .

Tulikuwa tarehe yetu ya kwanza katika akiki Jumanne. Wakati tarehe yetu ya kwanza tuligundua tulikuwa mambo mengi katika kawaida. Sisi kuwa isiyoweza kutengwa akaanguka katika upendo haraka, na got wanaohusika miezi miwili tu baada ya date.The ya kwanza ya kwanza wakati wetu nilikutana na jadi , joto , big Italia familia Anthony ya mimi mara moja waliona kukubalika.

Anthony ya wazazi, ndugu, shangazi, wajomba, na binamu kuwa ni sehemu ya moyo wangu , wakawa sehemu ya nani mimi .

Anthony na mimi got kuolewa ya Oktoba 17, 1999 katika kanisa dogo nchi tarehe ya mwisho ya Long Island mashariki . Ilikuwa ni kamili siku ya kuanguka. Majani walikuwa wameanza kubadilisha rangi , kulikuwa na baridi crisp katika hewa , lakini alikuwa bado majira ya baridi. Fall kuvutiwa sisi kama rafiki wa zamani.

Siku hiyo kamili Oktoba mimi kutembea chini aisle na wote baba na mama upande wangu wangu katika nyeupe yangu kwa muda mrefu inapita mavazi ya harusi kama yetu mkurugenzi makanisa kwaya kuimba Ava Maria. Nikaona nyuso za wapendwa wangu beaming na upendo, mwanga, na furaha .

Mbili za nyuso hao walikuwa dada Roberta mama yangu wakubwa na mjomba wa mume wangu Al, wote wawili walikuwa wazee upendo nafsi na wote wawili walikuwa wakipambana na kansa.

Shangazi Roberta alikuwa na kansa ya mfupa . Mjomba Al alikuwa na kansa ya figo . Katika harusi yangu pande zote mbili za familia yangu walikuwa heri kuwa alifanya kumbukumbu baadhi ya ajabu siku hiyo. Ni katika harusi yangu kwamba tuligundua kwamba dada Anthony ya Christen na mimba ya binti yake ya kwanza Kassidy Rose.

Ilikuwa pia katika harusi yangu kwamba wote shangazi Roberta na mjomba Al alikuwa na uwezo wa kufurahia huu wa ajabu, kichawi, wakati carefree na familia zao na marafiki.

Kama walezi ni muhimu sana kwa sisi kutambua kwamba mahitaji ya mgonjwa kubwa , nguvu, mfumo wa kusaidia . Familia, wapendwa, marafiki, majirani, washirika wa kanisa, na mates darasa waruhusiwe kutembelea mgonjwa kwa muda mrefu kama wanataka, mara nyingi kama wanataka.

Kama walezi ni lazima kuweka tofauti zetu binafsi kando pamoja na wanachama wengine wa familia hivyo mgonjwa anaweza kufurahia wanachama wote wa familia zao.

Ni muhimu kwa sisi kama walezi kutambua kwamba ni mgonjwa anataka kusafiri, kwenda tukio familia, kutembelea rafiki , kwenda kanisani, kwamba wanapaswa kuwa mdogo kwa kufanya hivyo.

 Kama walezi sisi huwa na wanataka kulinda au hifadhi ya nishati ya mgonjwa kwa hofu kama overexert wenyewe au kupata upset wanaweza kupata sicker au mapumziko. Si kweli.

Kama mgonjwa anataka kwenda na kuwa na picnic, kwenda kuogelea katika bahari, kwenda kwa chama, kwenda Concert mwamba , waache. Ni vizuri kwa nafsi zao. Ni muhimu kwamba wao si aliwakumbusha masaa 24 kwa siku siku 7 kwa wiki kwamba wana kansa.

Ni lazima kujifunza kwamba hatuwezi kudhibiti kansa lakini kudhibiti mgonjwa . Kansa ni nini . Wagonjwa wanapaswa kuwa na kuacha kuishi kwa sababu hofu zetu kuwazuia kufanya hivyo.

sura ya 7

"Kifungo kwamba viungo familia yako kweli si ya damu lakini ya heshima na furaha katika maisha ya kila mmoja. " Richard Bach

Kila mtu ana mtu katika maisha yao kwamba inawahimiza ukuu. Kwa mimi binafsi ni mungu, wazazi wangu, babu yangu , na daraja yangu ya nne mwalimu , Bi Esteves .

Kupanda juu mimi nilikuwa mwanafunzi wa Elimu ya maalum na kujifunza ulemavu wa dyslexia. Mimi nilikuwa ilichukua juu , kuonewa , na hawakuwa na mengi ya kujiamini, mpaka Bi Esteves kufika katika maisha yangu .

Bi Esteves kuona ndani yangu zawadi nilikuwa kwa maandishi. Bi Esteves fueled shauku yangu kwa ajili ya kuandika kwa kuhamasisha mimi na kusaidia yangu kushinda dyslexia yangu. Bi Esteves alikuwa rafiki wa kweli . Mtu ambaye kutoa shati mbali nyuma yake ya kusaidia mtu katika mahitaji. Alikuwa mwalimu mkuu.

Muda mrefu baada ya mimi kuwa grad shule ya sekondari Bi Esteves na mume wake naendelea kuwasiliana na familia yangu na mimi kwa njia ya barua, e pepe na simu.

Hata baada ya Bw na Bi Esteves wastaafu na wakiongozwa chini ya Florida wao bado walikuwa sehemu kubwa ya maisha yangu. Wanandoa upendo hata walihudhuria harusi yangu.

Moja spring asubuhi nilikwenda kwa barua zangu sanduku kufunguliwa it up na kupatikana barua kutoka kwa Bi Esteves ndani. Kupata moja ya barua Bi Esteves daima kushoto kwangu na joto sunshiny hisia. Na ubaguzi wa barua hii fulani. Moyo wangu kuzamishwa kama mimi kusoma maneno, "Mheshimiwa Esteves imekuwa kukutwa na kansa ya damu . "

Mimi mbio katika nyumba kutikisa kwa sababu bado mwingine wa wapendwa wangu kimegundulika .

Mimi kuvunja habari kutisha kwa mume wangu na wazazi. Sisi wote walikuwa na kilio nzuri. Tossing na kugeuka katika kitanda yangu kwamba usiku sikuweza kulala. Kitu ambacho Bi Esteves alisema katika barua kwamba wakala mbali saa yangu.

Baada ya yeye kuvunja habari kwamba mume wake mpendwa alikuwa na kansa ya yeye akaniuliza kuandika yake yoyote zaidi .

Sikuweza kuelewa ni kwa nini . Yale nimefanya makosa?

" Good marafiki ni kama nyota. Huwezi daima kuwaona lakini daima kujua wao ni huko. "

Kwa muda wa wiki nilikuwa na huzuni Bi Esteves ilikuwa kufungwa yangu nje wakati alihitaji marafiki zake zaidi. Mimi ameandika mara kadhaa baada ya kupokea barua yake. Yeye hakuwa na kuandika nyuma . Ukimya wake akararua mbali moyo wangu. Mimi aliomba kwa ajili yake na Mheshimiwa Esteves

. Nilitaka Mungu ili kunipa jibu kama ni kwa nini yeye hakutaka mimi katika maisha yake tena. Jibu nilikuwa kutafuta alikuja katika nadra na isiyotarajiwa aina.

Moja ya mates wangu wa zamani darasa alikuwa anaonekana yangu juu ya line na waliwasiliana nami. Ilikuwa ni classmate kwamba mara alikuwa sehemu kubwa ya maisha yangu , lakini tulikuwa na kitu kwa pamoja tena. Kama mimi kusikiliza classmate wangu ramble juu ya kuhusu kazi yake boring nikagundua kuwa Bi Esteves si kujaribu kunidhuru wakati yeye aliandika nini nilifikiri ilikuwa barua yake ya mwisho kwangu. Sisi ni sehemu nzuri ya zamani ya kila mmoja lakini sisi walikuwa wanakabiliwa na hatima mbili tofauti sana.

Bi Esteves ilikuwa kuwa mlezi full wakati kujaribu itapunguza katika kila dakika ya mwisho alivyoweza na mume wake. Mimi alikuwa safarini chini ya barabara tofauti sana. Baadaye yangu ilikuwa imejaa matarajio na mipango.

Baadaye Bi Esteves ilikuwa kamili ya wasiwasi , sadaka, na kutunza mume wagonjwa.

Mimi kujifunza kutoka kwa vita Mheshimiwa Esteve pamoja na kansa ya kwamba wakati mwingine kitu kusonga unaweza kufanya ni hatua nje ya maisha ya mtu na kuwapa nafasi wakati wanakwenda kupitia safari hii. Wakati mwingine wao tu haja ya wakati . Wakati mwingine wao tu haja ya kuwa peke yake kufikiri kuna njia njia ya mlolongo wa maumivu na machafuko.

Sikuweza kusikia kutoka Bi Esteves kwa miaka miwili. Na kisha siku moja mimi alifungua sanduku pepe kwa kupata barua kutoka kwake.

Mheshimiwa Esteves walikuwa wamekwenda kuwa pamoja na bwana . Bi Esteves alikuwa kupatikana kwa njia yake ya nyuma na mtu alikuwa kabla ya kupata kansa kuweka maisha yake juu ya umiliki. Mimi najua ni si rahisi kuona mtu zinakabiliwa na mnyama na kuwa na yao imefungwa nje. Inaweza kuonekana kama wao ni kuwa na ubinafsi au maana lakini siyo . Wao tu haja ya wakati navigate kwa njia ya maji ya malipo wao ni kuogelea kupitia.

"Yesu akawaponya watu wengi waliokuwa na magonjwa mbalimbali. " Mark 01:34 .

Wakati mwingine masomo muhimu zaidi katika maisha ni chungu zaidi .

Katika mchakato wa kuandika kitabu hiki nilikutana na mtu, mgeni juu ya mitaani ambao kuguswa moyo wangu hivyo kwa undani kwamba sikuweza basi wakati huu kupita bila kutaja yake. Jina lake ni Peter. Petro alikuwa pengine katika thirties yake ya kwanza. Alikuwa katika kiti cha magurudumu na alikuwa alinusurika aina saba tofauti ya kansa.

Kuanzia sasa nilikutana na Peter I waliona nguvu zake chanya inapita njia yake. Peter alikuwa ndugu kubwa, mbio kampuni yake mwenyewe, na kununuliwa gurudumu viti kwa ajili ya watu ambao hawakuweza kumudu yao. Mbele ya Kikristo kitabu kuhifadhi ambapo nilikutana na Peter yeye alinifundisha muhimu sana somo katika msamaha.

Kama sisi aliongea Peter inafunuliwa kwangu ya kwamba alipokuwa kukutwa na kansa ya mke wake hakuweza kukabiliana nayo na kumwacha kwa mtu mwingine. Wakati mimi aliuliza Peter kama alikuwa na uwezo wa kusamehe mke wake akatazama saa yangu na alisema, "Kama Yesu alikuwa na uwezo wa kusamehe dhambi yangu, lazima mimi si kusamehe mwingine?"

Kama kuongelea msamaha, Peter funuliwa kwangu jinsi ilivyo muhimu kwake kujua alikuwa na uwezo wa kusamehe watu wote katika maisha yake kwamba alikuwa kumdhuru, na jinsi alihitaji kusamehewa na watu yeye kuumiza.

Hii inanileta katika hitimisho muhimu sana, kama walezi Nadhani tunahitaji kuhakikisha watu sisi ni kuchukua huduma ya anajua kwamba tuna wasamehe kwa machungu ya kale, makosa, na grudges.

Msamaha ni nguvu sana. Ikiwa una ugonjwa terminal na kuhisi kama wewe ni unforgiving kwa kitu wamefanya hivyo kuondoka katika hofu na moyo wako kuwa katika amani. Kama wewe ni kushughulika na ugonjwa kama kansa Naamini zawadi bora unaweza kutoa wapendwa wako ni kuwasamehe kwa kuumiza wewe na kuwaomba msamaha pia.

sura ya 8

Maombi ya St Francis.

"Bwana kunifanya chombo cha amani yako , ambapo kuna chuki basi mimi kupanda upendo , ambapo kuna msamaha kuumia, ambapo kuna shaka, imani , ambapo kuna kukata tamaa na matumaini , ambapo kuna giza mwanga, na ambapo kuna furaha huzuni , baba ruzuku ili nipate si kutafuta na litue jicho lako kama kwa console, kueleweka kama kuelewa, kupendwa kama kumpenda , Amina. "

" Humor ni njia yetu ya kutetea wenyewe kutoka maisha absurdities kwa kufikiri absurdly juu yao" . Lewis Mumford .

"Mimi kwenda katika hospitali kutoa mapacha wangu." Mfanyakazi mwenzangu Jane alisema kama yeye alisema ya kuwa na matiti yake mara mbili kuondolewa. Jane kukutwa na kansa ya matiti Januari siku moja sawa mbele ya kuja kufanya kazi katika huduma siku . Jane , mama yangu na mimi wote kazi pamoja katika siku huduma katika Georgia na wenye umri wa miaka miwili .

Jane ambaye daima alikuwa na tabasamu juu ya uso wake, wimbo katika moyo wake, na spring katika hatua yake kawaida kuvunja habari kwetu na mtazamo chanya na ucheshi.

Wakati Jane walituambia juu ya kansa yake ilikuwa vigumu si kwa kuamini kwamba Jane bila Drag mnyama na nywele kuangalia ni moja kwa moja katika jicho na kucheka katika uso wake. Jane bila kushinda kansa na bila kutumia kwa uangalifu ili kufanya hivyo. Jane mtazamo chanya agizo sote chanya.

Yeye kufundisha yetu ilikuwa sawa na kumcheka kansa. Yeye alitufundisha kwamba kwa sababu tu mtu ana kansa haina maana wana hukumu ya kifo. Yeye alitufundisha kwamba mungu ni katika kudhibiti na hatatuacha .

Ilikuwa ni Jane kwamba kweli uliofanyika mzunguko wake wa marafiki pamoja . Yeye bila hebu kuanguka mbali. Baada ya Jane alikuwa kuondolewa yake mara mbili akaenda kutembelea yake katika hospitali na yeye mimi katika stitches. Yeye aliniambia hakutaka watu kulia kwa ajili yake.

Kama walezi na kama wagonjwa tunapaswa kukumbuka ni kikamilifu faini ya kucheka. Kicheko kweli ni dawa bora. Ninaamini kuwa ni kicheko cha rafiki yake, familia, na yake mwenyewe kwamba imefanya Jane saratani ya matiti survivor.

sura ya 9

" Mungu huponya shairi ya saratani ya matiti waathirika. "

"Kumbuka wakati ukasikia maneno na walikuwa kutupwa baharini mweusi wa Ole, Mungu anaponya . Kumbuka katika upweke wako na maumivu, Mungu anaponya . Kumbuka rafiki sala, yako faraja familia, kiza cha matumaini kwa malaika, Mungu huponya . Utulivu unaweza kusikia Mungu wakinong'ona sasa , nitakuponya . "

Rasilimali kansa ya matiti.

Mji wa Hope ya Saratani kituo cha Los Angeles, California

Namba ya simu 1-800-826-4673

Memorial Sloan Kettering Center New York City

Namba ya simu 1-800-525-2225

Kansa ya msaada wa kundi

Rabloch ya Saratani Foundation Inc

Bloch kansa One H. na R. Block Njia

Kansas City, Mo 64,105

Namba ya simu 1-800-433-0464

Kufuli ya Upendo

234 Kusini mwa Blvd.

West Palm Beach, Florida 33405

Namba ya simu 561-833-7332

kansa ya huduma

Namba ya simu 1-800-813-4673

Wao na ofisi katika New York, New Jersey na Connecticut.

msaada wa kifedha

1-800- 813 -Hope

Idadi hii inatoa msaada wa fedha kwa watu wenye kipato cha chini.

Tiba ya Saratani ya Amerika vituo vya .

Namba ya simu 1-888-767-0247

ushauri nasaha

mahali Fran

Namba ya simu 949-474-4337

kansa ya huduma

Namba ya simu 1-800-813-4673

"Wakati waliozaliwa unaweza kelele na dunia walifurahi. Kuishi maisha yako hivyo kwamba wakati wewe kufa dunia kilio na kufurahi. "Old Cherokee kujieleza.

Baba, baba , Pa , Baba, maneno hayo yote kufanya mara moja kujisikia salama , joto , furaha, nzuri na kupendwa. Baba yangu, rafiki yangu , shujaa wangu , ujasiri wangu , mwalimu wangu , Bernie Leudeman alikuwa mtu mwenye majuto. Alipenda , alipoteza , na aliishi.

Nadhani wakati wa baba yangu, Frank Sinatra wimbo , " Njia yangu . " Linatokana na mind.My baba yake alikuwa passionate kuhusu maisha. Yeye alikuwa mfanyakazi kwa bidii, rafiki mwaminifu, baba wa upendo, na mume kujitoa. Alipenda bustani tu kama mama yake. Alipenda wanyama tu kama St Francis. Alipenda kufunga magari, CB redio, samaki , na muziki.

Baba walivaa kofia nyingi. Alianza kazi yake ya kazi kuuza pretzels na baba yake katika Madison Square Garden. Akawa na kiburi mmiliki wa biashara, na hatimaye alistaafu kutoka Hija State Hospital juu ya Long Island, New York katika miaka ya 1990.

Baba na mama alikutana kwenye tarehe kipofu . Wao got ndoa Agosti 22,1970 katika sherehe nzuri.

Baba na mama alikuwa na watoto wawili , ndugu yangu na I.

Baba ilikuwa jina la utani " Bull" kwa sababu alikuwa na nguvu anafunga mtu. Alikuwa na sauti ya uchimbaji , macho ya bluu na nywele za rangi ya shaba . Yeye alizaliwa Oktoba 25, l942 katika Brooklyn, New York na kufa Septemba 27, 2006 , mwathirika mwingine wa kansa.

Kifo baba yangu alikuwa untimely, kushangaza, na chungu zaidi kwa familia yangu. Baada ya wazazi wangu wastaafu familia yangu wakiongozwa nje ya New York kwa Georgia. Baba siku zote alipenda cowboys , Westerns , na cowboy muziki hivyo kuhamia Deep South alikuwa na ndoto ya kuja kweli kwa ajili yake.

sura ya 10

"Ni mambo si ambaye upendo, ambapo upendo , kwa nini upendo, wakati upendo, au jinsi upendo, tu mambo kwamba upendo ." John Lennon .

Wazazi wangu kununuliwa haiba 3 chumba cha kulala 2 nchi umwagaji ranchi na mashamba kubwa katika lovely dogo la kusini mwa mji . Wao haraka akawa kusini kuchukuliwa. Baba kupendwa kufanya kazi katika ua bustani yake , kucheza na maabara yake katika mashamba, na kukaa kwenye ukumbi wake kusikiliza muziki. Baba alikuwa picha ya afya kamilifu.

Katika majira ya joto ya mwaka 2006 mimi na mume wangu iliyopangwa muungano wa familia . Ilikuwa ni wazazi wangu 36 ya harusi maadhimisho ya miaka kuja juu na yangu wapwa mdogo kuzaliwa, wao pamoja siku maalum.

Katika My sheria, wapwa , na ndugu yangu akaruka kutoka New York kwa ajili ya tukio kubwa . Familia alitumia wiki ziara vituko karibu Atlanta na tu baada ya muda wa ajabu pamoja .

Katika siku ya maadhimisho ya miaka mzazi wangu na wapwa zangu kuzaliwa tulikuwa na furaha sherehe. Sisi waliocheza, alicheka, walikula na aliimba katika nyumba yangu. Ilikuwa ni furaha wakati kwa sisi sote.

Wakati wiki alikuja mwisho tulikuwa kusikitisha kuona wengine wa familia yetu kwenda lakini sisi alijua tunataka kuona tena hivi karibuni. Wakati narudi kutoka kuacha wageni wetu mbali katika uwanja wa ndege baba yangu ambaye alikuwa kuendesha gari kuanza kulalamika maumivu ya bega.

Yeye walidhani ilikuwa ni arthritis. Baba akaenda nyumbani na kupumzika.

Siku ya pili mume wangu na mimi akaenda kufanya kazi. Nilipofika nyumbani kulikuwa na ujumbe juu ya mashine ya kujibu yangu kutoka kwa mama yangu. "Baba hawezi hoja mkono wake au mguu, nadhani yeye alikuwa na kiharusi.", Mama alisema. Mume wangu na mimi alimfukuza nyumbani kwa wazazi wangu '.

Sisi alijaribu kuwashawishi baba yangu kwenda hospitali.

Baba alikataa, tu brushing ni mbali.

Baadaye usiku kwamba baba yangu got mengi zaidi. Hakuweza kutembea na mara baada ya maumivu ya kichwa mbaya kweli kweli. Sisi kuitwa 911. At hospitali madaktari mbio kila aina ya vipimo juu ya baba. Mimi kamwe kusahau wakati daktari alifika katika chumba baba yangu na kumwambia mama yangu, mume na mimi kuwa baba alikuwa na kansa ya ubongo na kulikuwa na kitu wanaweza kufanya. Kila kitu kusimamishwa. Nakumbuka kusikia mayowe na mimi hata kutambua mayowe walikuwa kuja kutoka kwangu. Nakumbuka mume wangu karibu kupita nje na mama yangu kugeuka nyeupe kama roho. Kisha Nakumbuka baba mwamba wa familia zetu. Nakumbuka maneno halisi alisema kwa daktari.

" Kwa muda gani mimi? " Aliuliza kwanza.

Daktari vijana inaonekana katika me.My mume amefungwa mikono yake kukazwa karibu yangu. "Labda wiki." Daktari vijana alisema. "Nataka kwenda nyumbani kwa kufa ', baba alisema kwa mama.

Baadaye usiku kwamba ndugu yangu akaruka nyuma Georgia. Nakumbuka jinsi ukiwa alikuwa. Tulikaa kimya kama sisi alimfukuza nyuma kwa nyumba wazazi wangu kusubiri kwa hospice kuanzisha kitanda hospitali kwa baba yangu katika chumba hai. Nakumbuka ndugu yangu na sikuweza kuangalia kila mmoja kwa hofu tupate kupasuka nje katika machozi. Tunaweza si faraja kila mmoja, kulikuwa na tu hakuna maneno ya kusema.

Siku iliyofuata baba yangu alifika nyumbani kwa hospice kitanda. I just akaanguka mbali.

Mama, ndugu yangu na mume wangu imebaki imara.

Baba yangu wazi kwetu matakwa yake ya mwisho. Alituambia kila kitu zinahitajika kwa kusema. Hakukuwa na kushoto unspoken kati yetu, hakuna machozi unshed, hakuna msamaha si given. We alikuwa kuhani Katoliki na kuhani Methodist kutoa baba ibada ya mwisho.

Wiki moja kwa siku baba yangu kukutwa na kansa ya ubongo, akafa.

Tulikuwa hawajajiandaa kwa ajili ya hii kifedha, na kihisia. Wakati baba alikufa sisi angejua kwamba yeye alitaka kuwa na wingi wa kanisa Katoliki kwa sababu alikuwa Katoliki kali na yeye pia alitaka mchungaji wangu sasa katika wingi mazishi. Pamoja wachungaji Katoliki na Methodist preformed kugusa kumbukumbu wingi kutuma roho baba yangu nyuma kwa Mungu.

Baba alizikwa katika New York karibu na wazazi wake.

Baada ya baba alikufa nilihisi waliopotea, aliyetaka, na lonely sana. Mimi nilikuwa si kiakili tayari kupoteza baba yangu. Mimi nilikuwa na wakati ngumu kweli kweli kupata juu ya kifo chake.

Kuzungumza juu ya baba yangu kusaidiwa. Kwenda sehemu tulikuwa tunakwenda pamoja kusaidiwa. Kuwa na picha yake juu ya dashibodi ya gari yangu kusaidiwa.

Somo muhimu zaidi mimi kujifunza kutoka kwa kifo baba yangu ni kwamba wewe ni kamwe peke yake katika huzuni yenu. Hata ingawa waliona peke yake kulikuwa na watu huko nje kusaidia.

Kila mtu anakwenda kupitia mchakato kuomboleza tofauti. Hakuna mtu ana haki kuwaambia kuacha kuomboleza. Mimi sijali kama imekuwa siku au miaka kumi tangu waliopotea mpendwa wako. Hakuna kiasi seti ya wakati huo kawaida au si ya kawaida na huzuni kwa mpendwa wako.

Ni sawa wakati umekuwa kukutwa. Kila mtu humenyuka tofauti na ugunduzi wao na kwamba ni ya kawaida. Mwingine somo mimi kujifunza kutoka kwa kifo baba yangu ni bila kujali ni kiasi gani maumivu wewe ni katika maisha kwenda juu. Utapata njia ya kwenda juu.

Kuna hatua saba ya huzuni. Wao ni kama ifuatavyo;

1. mshtuko
2. kunyimwa
3. kujadiliana
4. hatia
5. hasira
6. unyogovu
7. Kukubalika.

Nini unaweza kufanya kama wewe wamepoteza mmoja kupendwa?

Hapa kuna mapendekezo kadhaa kuanza mchakato wa uponyaji.

1. Kupata mengi ya kulala.
2. Zoezi.
3. Kuhakikisha kula.
4. Kuepuka madawa ya kulevya na pombe.
5. Kujiunga na kikundi msaada.

Ni muhimu sana wakati huu mgumu kwamba kupata usingizi. Kama kuamka hisia nimechoka akili yako katika si uwezo wa kusaidia kuponya. Utapata mwenyewe hasira zaidi, huzuni zaidi, na nyeti zaidi. Usingizi husaidia kupumzika, na kuponya akili.

Zoezi. Wakati wa zoezi hili inaweza kuwa muhimu kwa uponyaji. Inazotoa stress na mvutano. Itasaidia kusahau maumivu yako.

Mimi najua inaweza kuwa vigumu kwa wewe haki ya kula sasa lakini mahitaji ya mwili wako chakula. Huzuni expends kiasi kikubwa cha nishati. Bila chakula mwili wako kuwa kukimbia chini na dhaifu sana.

Kuepuka madawa ya kulevya na pombe. Inaweza kukusaidia kusahau maumivu yako kwa muda lakini ngumu baridi ukweli ni si kuleta mpendwa wako nyuma. Kuharibu afya yako mwenyewe tu kuongeza mateso yako.

Kujiunga na kikundi msaada. Hakuna aibu katika kukiri maumivu yako. Watu wataelewa maumivu yako kwa sababu wao ni kwenda kwa njia hiyo pia.

Zifuatazo ni baadhi ya mifano ya jinsi ya kuheshimu mpendwa.

1. Kupanda bustani ya maua. Kwa kila siku ya kuzaliwa au maadhimisho ya miaka kupanda maua katika kumbukumbu ya mpendwa wako.

2. Kukusanya hadithi funny, kumbukumbu au picha f Rum wanachama wengine wa familia, marafiki, na wenzetu wa mpendwa wako na kufanya scrapbook maalum kuheshimu nini maana nyote.

3. Tenga mahali maalum na muda wa kuzungumza na mpendwa wako kila siku. Wao ni katika moyo wako na daima itakuwa.

4. Kuchangia kwa mpendwa wako favorite upendo.

5. Je, si kuacha kuadhimisha wapendwa wako siku ya kuzaliwa, maadhimisho ya miaka, au siku maalum kwamba maana kitu kwao . Wapendwa wako ni sehemu ya wewe ni nani na lazima sherehe kila siku.

Kama familia yangu, wapendwa na mimi walikuwa wanakwenda kwa njia ya safari hii pamoja tuligundua kwamba muziki kweli imetusaidia siku sisi waliona tamaa. Zifuatazo ni orodha ya nyimbo kwamba mimi kuweka pamoja na kusaidia kuinua roho yako. Haya yalikuwa nyimbo wapendwa wangu kutumika kama walikuwa wanakwenda kwa ajili ya matibabu , nyimbo tulikuwa kutupa faraja na amani na kumwita malaika yetu mlezi.

1. "Dunia wa ajabu" na Louie Armstrong.

2. " Mahali fulani juu ya upinde wa mvua 'na Judy maua .

3. "Ni siku nzuri " na U2

4. "Ni maisha yangu ' na Bon Jovi .

5. "Kweli Rangi 'na Cindy Lauper .

6. "She got njia ' na Billy Joel .

7. "Kusema kweli 'na Stryper .

8; "Friends" na Michael W. Smith

9. " Mimi kuishi 'na Gloria Gaynor .

10. "Amani katika bonde 'na Elvis .

11. "Wewe ni nzuri 'na Joe Cocker .

12. "Je, si hakuna mlima juu ya kutosha " na Diana ross .

13. "Kutembea juu ya jua " na Katrina na Waves .

14. "Mimi pia sexy" kwa haki alisema Fred.

15. "Uwanja wa maisha " na Elton John .

Nilidhani itakuwa ni ya kuvutia kama mimi aliongeza kwa kitabu hiki baadhi ya yangu wapendwa favorite mapishi.

Chocolate kuzamisha jordgubbar.

Mfuko moja ya chips chocolate nusu-tamu .

Moja pint jordgubbar, nikanawa.

Nafasi ya chips chocolate katika kati bakuli medali ya kuweka juu ya mchuzi sufuria ya kuchemsha maji. Koroga mpaka ukayeyuka . Dip jordgubbar basi baridi . Kwa saa moja.

Kuku na Cole slaw wrap.

Moja unaweza wa chunky nyeupe nyama ya kuku.

Moja kikombe slaw .

Mtu anaweza ya mananasi kuangamizwa.

Mbili unga Tostitos .

Katika ndogo bakuli kuchanganya kuongeza kuku , Cole slaw , na mananasi. Koroga, cover na refirgete angalau kwa dakika 25. Kutumikia juu ya kila torilla na mchanganyiko . Kufurahia.

Noodles na mbwa barking.

Mfuko mmoja wa mbwa moto.

Sanduku moja ya makombora .

Pound moja ya jibini iliyokunwa Marekani.

Chumvi na pilipili.

Mbili can s ya nyanya.

Kupika moto mbwa katika maji moto kwa dakika kumi.

Katika tofauti ya kuchemsha maji mpishi shells mpaka laini. Kipande mbwa moto. Katika tray kubwa kuweka moja unaweza wa nyanya juu ya chini ya tray. Kuchanganya mbwa moto jibini, chumvi na pilipili, na shells katika tray. Kuweka can ya pili ya nyanya juu. Kuandaa nyuzi 400 kwa dakika 45.

Katika wapendwa wangu vita na mnyama sisi aliomba sana. Zifuatazo ni maandiko kwamba alitupa nguvu zaidi, kuwafariji na kuwatia moyo tulipokuwa katika bonde yetu.

sura ya 11

"Ni ni Kristo ndani yenu tumaini la utukufu. "

Wakolosai 1:27

". Naye kutoa katika matatizo sita , Naam katika saba kutakuwa kujua mabaya kugusa nawe " Job 5: 19

" Mwili wangu na moyo wangu inaweza kushindwa lakini mungu ni nguvu ya moyo wangu na fungu langu milele". Zaburi 73:26

"Kwa sababu Bwana akamwambia nyumba ya Israeli wanatafuta Naam mimi na basi, mtaishi. " Amos 05:04

". Maana kwa neema ya Mungu mmekombolewa kwa njia ya imani na si mwenyewe ni zawadi ya Mungu ya" Waefeso 2 : 8

" Jipe moyo na yeye atakuwa kuimarisha moyo wako wote kwamba matumaini katika Bwana ." Zaburi 31:24

"Pamoja na kwamba atafanya maombi yako kwake na yeye atakuwa kukusikiliza. " Job 22:27

" Mimi nitakuona tena na mioyo yenu itafurahi , na furaha yenu hakuna mtu kuiba." Yohana 16:22

" Kwa maana taa yangu, Bwana Mungu angaza giza langu. " Zaburi 18:28

' Lakini kama mtu akiteseka kwa sababu ni kama Christian basi asione aibu bali amtukuze Mungu kwa niaba yake. " Petro 4:16

" Maana nitakurudishia afya kwenu na mimi atakuponya jeraha zako alisema Bwana. Yeremia 30:17

"Usiogope . " Wafalme 06:16

Kabla ya funga kitabu hiki nina jambo moja zaidi napenda kujadili. Hiyo ni jinsi gani kuwashukuru mlezi. Hapa ni orodha ya mapendekezo ya namna ya kuwashukuru madaktari , wauguzi, wasaidizi nyumbani afya , wachungaji na Therapists.

1. Kutaja walezi jina katika shukrani baraka .

2, Kutoa mlezi siku mbali na kulipa.

3, kutuma mlezi zawadi kidogo na ni pamoja na katika kumbuka kwa nini wao ni kama mlezi maalum.

4. Kupeleka chakula kwa kituo ambapo mlezi kazi.

5. Kufanya mchango katika walezi jina .

6, kusema tu asante.

"Saratani Je, si "

Kansa cant kiwete upendo.

Haiwezi kusambaratisha ndoto za matumaini.

Haiwezi corrode imani .

Ni hawezi kula mbali na tumaini.

Ni hawezi kuharibu kujiamini.

Ni hawawezi kuiua urafiki.

Haiwezi kuisha kumbukumbu.

Haiwezi kuvamia roho .

Haiwezi kupunguza uzima wa milele.

Ni hayawezi kuuzimisha mwanga ndani yako.

Haiwezi kuiba roho yako.

Haiwezi somo nguvu za miungu uponyaji.

Kansa unaweza kufanya wewe nguvu.

Ni wanaweza kufanya akiba kila sunset.

Ni wanaweza kufanya wewe kuomba.

Ni wanaweza kufanya wewe kuamini miujiza.

Ni wanaweza kufanya unaweza kuona mwenyewe kwa macho ya Mungu.

Diary yangu ya kila siku . Kutumia hii kuandika maandiko, sala , hisia, au mawazo .

1. Mimi ni nzuri kwa sababu .

2. Mimi wanaweza kuwapiga kansa kwa sababu .

3. Vita yangu na kansa ya kuwasaidia wengine kwa sababu .

4. Maandiko kwamba kuhimiza yangu ni .

5. My kansa vita wimbo ni .

6. Sababu mimi si kutoa juu ya ni .

7. Mimi matumaini kwa sababu .

8. Ombi langu ni .

9. Masomo mimi kujifunza kutoka kwa kansa ni .

10. Ujumbe Nataka kuwaambia familia yangu.

11. Matakwa yangu ya mwisho ni .

12. My favorite nyimbo ni .

13. Nini nataka dunia kujua kuhusu mimi ni .

14. Mambo ambayo nipe amani ni .

www.ingramcontent.com/pod-product-compliance
Lightning Source LLC
Chambersburg PA
CBHW081803170526
45167CB00008B/3299